GASTRITES, GASTRALGIES

MALADIES NERVEUSES,

AFFECTIONS CHRONIQUES DE L'ESTOMAC, DE LA POITRINE
ET DES INTESTINS, HYSTÉRIE, HYPOCONDRIE, ETC.

Indications faciles à suivre par les malades eux-mêmes en vue
du traitement prompt et radical de ces maladies, tirées des
meilleurs ouvrages ;

Notamment de ceux du Dr **BÉSUCHET DE SAUNOIS**,
Officier de l'Ordre Impérial de la Légion d'Honneur, Membre
de plusieurs Sociétés savantes.

PARIS,

CHEZ COLMET-DAAGE,

PHARMACIEN, INVENTEUR DES CHOCOLATS FERRUGINEUX, PURGATIFS
ET VERMIFUGES.

12, RUE NEUVE-SAINT-MERRY, A PARIS.

1859

GASTRITES, GASTRALGIES,

MALADIES NERVEUSES, AFFECTIONS CHRONIQUES DE L'ESTOMAC, DE LA POITRINE ET DES INTESTINS, HYSTÉRIE, HYPOCONDRIE, etc.

INTRODUCTION (1).

DES MALADIES EN GÉNÉRAL.

Point de bonheur en ce monde sans la santé. L'homme, ce roi de la création, a été mis sur terre pour jouir longtemps des félicités qui l'environnent, et si le mal se trouve si souvent pour lui à côté du bien, Dieu lui a donné l'intelligence pour

(1) Cette notice est particulièrement extraite de l'ouvrage intitulé : *la Gastrite, les affections nerveuses et les affections chroniques des viscères*, considérées dans leurs causes, dans leurs effets et dans leur traitement, suivi de la connaissance des maladies par l'étude des tempéraments, par J.-C. Bésuchet de Saunois, officier de l'ordre impérial de la Légion d'Honneur, membre de la Société royale des sciences d'Anvers, etc., etc. Un beau volume, in-8°; prix : 5 francs. 4ᵉ édition, chez Labé, libraire de la Faculté de Médecine, à Paris. Cet ouvrage, qui a obtenu le plus grand succès en France, en Allemagne et en Angleterre, est le résumé complet de la pratique de l'auteur qui a consacré plus de vingt ans à l'étude et au traitement des maladies des viscères. Il se trouve également chez M. Colmet, qui se charge de son envoi, et chez l'auteur lui-même, rue Rossini, n° 1.

lui servir à les distinguer l'un de l'autre et éloigner les causes de sa destruction.

Les maladies, nous devons le reconnaître, ne sont point la conséquence nécessaire de notre organisation; elles viennent de nous-mêmes et naissent de nos fautes, de nos imprudences, ou des circonstances au milieu desquelles nous sommes forcés de vivre.

Les maladies auxquelles l'homme est exposé sont de nature fort diverse, mais elles reconnaissent deux ordres uniques de causes : ce sont les causes externes et les causes internes. Les causes externes sont nombreuses ; ce sont les blessures, les perturbations causées par un travail forcé ou dans de mauvaises conditions ; l'abus des forces physiques, les influences atmosphériques, le contact et l'absorption d'un virus contagieux ou d'une substance corrosive ou vénéneuse ; l'air vicié, etc., etc. Les causes internes, moins nombreuses, sont de deux ordres différents, les causes morales et les causes physiques. Les chagrins, les passions vives, l'abus des plaisirs, sont du premier ordre, elles prédisposent énergiquement aux altérations physiques. La nature, la qualité, la quantité des aliments, des boissons ou de toute autre substance introduite dans l'estomac sont du second ordre ; elles exercent plus immédiatement leur influence sur les organes essentiels à la vie.

L'homme peut être considéré comme un arbre dont les racines seraient intérieures ; destiné à jouir des avantages de la locomotion, il fallait que l'homme portât en lui-même ses moyens d'alimentation, c'est au physique, la principale différence qui existe entre lui et les végétaux.

DES CAUSES DES MALADIES.

On ne le sait pas assez, la plupart des maladies qui affligent l'humanité reconnaissent pour cause, ou une alimentation peu favorable à la conservation et à l'accroissement des forces physiques, ou un trouble fonctionnel, accidentel ou permanent, dans l'acte de la digestion.

De même qu'un végétal ne peut vivre et profiter sur une terre qui ne lui fournit pas les éléments nutritifs propres à sa nature, de même l'homme ne peut jouir de cet heureux équilibre de fonctions qui constitue la santé, s'il ne puise dans une alimentation appropriée à ses forces et à son tempérament les sucs réparateurs qui vont porter une vivification nouvelle et régulière dans toutes les parties de son être. On ne saurait donc trop le répéter, la plupart de nos maladies, même celles qui affectent des organes qui n'ont en apparence qu'un rapport éloigné avec l'estomac, sont la plupart du temps causées ou entretenues par quelques troubles dans la digestion.

Le gaster est le foyer de la vie, le centre, la source de toute énergie, de toute puissance physique et intellectuelle; lorsque l'estomac souffre, tout souffre; la machine languit, les idées se brouillent, l'intellect s'affaiblit, les fonctions s'altèrent, les forces diminuent et les maladies viennent nous accabler.

Un auteur moderne a cherché dans un ouvrage récent à faire une maladie essentielle de l'hypocondrie. Qu'il me montre un seul hypocondriaque qui ne porte pas en lui les traces d'une affection quelconque des viscères du ventre, et je serai d'accord avec lui; l'hypocondrie est un symptôme et non une maladie.

Il est donc vrai de dire que le plus grand nombre des altérations organiques prend sa source dans de mauvaises digestions, et si parmi les altérations physiques nous voyons que les sucs viciés, résultat des mauvaises digestions, produisent *les obstructions, les ulcères, les tubercules, les cancers, les squirrhes, l'hydropisie, la phthisie,* etc., etc., au moral nous voyons qu'elles produisent *la tristesse, la mélancolie, l'abattement, l'irascibilité, la manie; l'hypocondrie, la folie,* etc., etc.

GASTRITES, GASTRALGIES, MALADIES NERVEUSES.

DE LA MÉDICATION EN GENERAL.

Voici comment s'exprime l'auteur du *Traité de la Gastrite* sur la nécessité de réduire à un petit nombre de médicaments éprouvés, et véritablement efficaces, le nombreux répertoire pharmacologique.
(*Extrait des instructions spéciales de 1840.*)

« Vingt ans se sont écoulés depuis que j'essayais
« pour la première fois, dans un mémoire qui fit
« alors quelque sensation, d'appeler l'attention de
« mes confrères sur l'étude de l'action des médica-
« ments (1). Je proposais, non de revenir à cette
« médecine compliquée, qui, jadis, surchargeait le
« traitement des maladies d'une foule de prépara-
« tions qui, bien souvent, se nuisaient ou se neu-
« tralisaient les unes par les autres, mais de revenir
« à l'usage modéré de quelques médicaments recon-
« nus dans tous les temps pour avoir une action
« directe et non contestable sur le corps humain ;
« d'en étudier les effets, la nature, l'application ; de
« chercher, par de nouvelles combinaisons, à aug-
« menter l'action de quelques-uns, à modérer celle
« de quelques autres, et de parvenir à composer
« une pharmacopée médicale peu étendue, mais, par

(1) Etudes sur l'action des médicaments, Mémoire lu à la Société académique des sciences physiques et reproduit par divers journaux de médecine et de chimie, 1825-1826.

6

« cela même, composée de substances éprouvées
« par l'expérience *des faits*, la seule, en définitive,
« qui puisse faire loi dans une science qui devrait
« être une science toute de faits. Je disais alors
« que toute la pharmacie, dans ses éléments réels
« et efficaces, devrait pouvoir tenir dans la main.

« J'avais peut-être quelques droits à me faire en-
« tendre de ceux dont la mission est de rendre
« la santé aux hommes ; mes bonnes intentions
« d'abord, puis les fruits d'une expérience mûrie de
« bonne heure au milieu des vicissitudes de la
« guerre, éclairée par de longs et nombreux voyages,
« exercée au milieu des vastes hôpitaux de l'Espa-
« gne, de la Russie, de l'Allemagne, et, en dernier
« lieu de la France ; déchirée en même temps par les
« fléaux de l'invasion étrangère, et par ceux qui ré-
« sultaient de l'inclémence du ciel et du malheur de
« nos discordes civiles (1).

« Mais le Broussinisme était alors à l'apogée de sa
« gloire ; cette doctrine d'un homme éminent, exa-
« gérée par d'aveugles disciples, adoptée par des
« hommes dont elle flattait la paresse d'esprit,
« tendait à réduire peu à peu l'art divin de la méde-
« cine aux applications réitérées de sangsues, aux
« saignées à outrance, secondées par la diète, l'eau
« chaude, etc. ; il semblait que la guerre se fût tour-
« née contre les malades ; on ne voyait partout que
« du sang répandu et nos modernes Sangrados,
« non initiés à la haute sagesse du maître, mais
« adoptant sa pratique dans son apparente simpli-
« cité sans en connaître tous les principes et toutes
« les exceptions, ne voyaient dans les maladies que
« des phlegmasies *chroniques* ou *aiguës*. Aussi ne
« cessait-on de tirer le sang par toutes les issues,
« comme s'il fût tout-à-coup devenu un fluide inutile
« ou dangereux.

« Laisser couler le torrent sans s'y laisser entraî-
« ner, attendre le réveil du règne de l'observation

(1) 1814, 1815, 1816.

« et le triomphe de la thérapeutique sur l'idéologie
« médicale, était sans doute ce qu'il y avait de
« mieux à faire, c'est aussi ce que je fis. Dans le si-
« lence du cabinet, au milieu d'une pratique qui
« s'étendait chaque jour, je cherchai à perfectionner
« une médication que je croyais propre à combattre
« une foule d'affections considérées comme à peu
« près incurables, en première ligne, la gastrite,
« véritable fléau qui n'avait point eu jusqu'à moi de
« médication spéciale. C'est sur moi-même, sur
« mes proches, sur ma femme, atteinte depuis douze
« ans d'une gastrite nerveuse des plus intenses et
« des plus obstinées, que je parvins à fixer ma prati-
« que, et à fortifier mes études sur les maladies des
« viscères.

« Il ne s'agit plus aujourd'hui de proposer des ex-
« périences ; le succès depuis longtemps a répondu
« à mon attente, et ma pratique est fixée par les ré-
« sultats que j'obtiens tous les jours sur des malades
« de tout âge, de tout sexe et de tout rang ; je n'ai
« donc plus à demander de la confiance pour ce qui
« est de notoriété publique, mais à recommander
« aux personnes qui font usage des préparations
« dont il va être question ici de ne point s'écarter des
« instructions que je vais détailler pour leur emploi,
« en ayant soin de ne faire usage des médicaments
« que dans le moment prescrit, et de la manière qui
« est indiquée dans mes ouvrages. »

On peut dire, d'après ce qui précède, et par le résultat des indications qui vont suivre, que le petit
livre qui est aujourd'hui offert au public contient la
véritable médecine universelle ; car, d'après la doctrine des différents auteurs d'où il est tiré, peu de
médicaments suffisent à la guérison des maladies les
plus compliquées ; de sorte qu'il est permis de dire
qu'une famille qui aura dans son foyer la petite série
des médicaments qui composent la médication sédative, et la plus petite encore, qui forme le répertoire de la science hermétique *appliquée à la conservation de l'homme*, pourra défier presque toutes les

maladies, aussi bien que les infirmités de la vieillesse.

DES MÉDICAMENTS SPÉCIAUX.

SECTION PREMIÈRE.

MÉDICATION SÉDATIVE.

Sirop sédatif composé.

Voulant doter la thérapeutique médicale de quelques remèdes spéciaux contre les affections de l'estomac, l'auteur du *Traité de la gastrite*, n'a pas tardé à s'apercevoir, qu'ayant spécialement en vue les maladies du canal digestif, il obtenait des résultats tels, que le bienfait de ses médicaments pouvait sans conteste s'étendre à une foule de maladies, particulièrement celles ou le système nerveux se trouve compromis; c'est ainsi que le sirop sédatif dont nous allons nous entretenir, composé principalement en vue du traitement des gastrites et des gastralgies, est devenu un puissant et salutaire remède contre les irritations de la muqueuse bronchique, les affections de la poitrine, *les rhumes, les catharres, l'asthme, la coqueluche*, etc. Sa réputation s'est tellement étendue en France depuis quelques années que les meilleurs praticiens considèrent ce sirop comme un véritable spécifique; il laisse en effet bien loin derrière lui toutes les préparations de ce genre, qui ne peuvent d'ailleurs lui être comparées sous aucun rapport.

Le sirop sédatif du docteur Besuchet, ou la pâte sédative qui n'est que le sirop solidifié, par ses heureuses combinaisons et par le soin avec lequel les extraits qui le composent sont préparés, est devenu un remède héroïque contre toutes les irritations de poitrine et d'estomac. Son action sédative sur la muqueuse gastrique et intestinale est telle qu'il calme presque instantanément les douleurs, les ai-

greurs, les pincements de l'estomac, les coliques nerveuses ou venteuses, les tremblements nerveux, les
accès hystériques, les toux convulsives et saccadées,
toutes les affections en un mot qui reconnaissent
pour cause une surexcitation nerveuse ou un état
d'irritation générale ou locale. C'est *un antiphlo-
gistique* par excellence (1).

Les effets physiques de ce médicament sont principalement de neutraliser la chaleur brûlante de
l'estomac, ainsi que toute irritation nerveuse; il dis-
sipe les aigreurs et arrête les renvois acides; il pro-
cure du calme et un sentiment de bien-être peu de
temps après son ingestion; sa saveur est extrêmement agréable, et les enfants le prennent avec plaisir; il est fort employé contre la coqueluche.

Manière de l'employer. — Le sirop sédatif forme,
avec les pilules sédatives, la base du traitement de
M. Besuchet contre les gastrites et les gastralgies.
Dans les très grandes irritations de poitrine ou d'estomac, le sirop est employé seul, et bien souvent, sans
le concours d'aucun autre médicament, il a opéré
des cures merveilleuses (2). On l'administre par cuillerées qui forment autant de doses séparées; on peut,
lorsqu'on le prend seul, en prendre jusqu'à six cuillerées dans l'espace de vingt-quatre heures la nuit
comprise, en distançant les doses à des intervalles à
peu près égaux. Lorsqu'on prend le sirop avec les
pilules, ce qui a lieu le plus ordinairement, la dose
doit être réduite à moitié; on peut prendre le sirop à
toutes heures sans égard au temps des repas; car
loin de contrarier la digestion, il la rend plus facile et
moins laborieuse; souvent même on l'ordonne im-

(1) Ne pas confondre avec un sirop qui se débite sous le même
nom, mais qui n'est point de la formule sus-indiquée.

(2) Voir l'ouvrage du docteur Besuchet pour les relations
authentiques des guérisons opérées par sa méthode sédative.

Quoique M. Besuchet ait dû renoncer depuis quelque temps
à l'exercice de la médecine proprement dite, il ne refuse pas ses
conseils à ceux qui les réclament, soit par lettres explicatives,
soit sur mémoire de médecin; chaque consultation est accompagnée d'un exemplaire du grand ouvrage in-8°.

médiatement avant ou après avoir mangé. Il est toujours bon, lorsqu'on en prend plusieurs doses dans le cours de la journée, de prendre la première à jeun et la dernière au moment du coucher. Dans la coqueluche, maladie qui atteint les très-jeunes enfants, on peut administrer le sirop à la dose de quatre cuillerées à café par jour, soit pur, soit mêlé à un peu d'infusion de fleurs de mauves dans la proportion d'une cuillerée de sirop sur deux d'infusion ; on donne cette solution par cuillerées à café entre les accès ; il en est de même dans les toux opiniâtres : dans ce dernier cas, on peut mêler le sirop aux boissons ordonnées aux malades ; il a plus d'une fois arrêté les progrès de la phthisie ; il a produit des effets bien remarquables dans des cas désespérés de cette nature.

Ce sirop est donc un véritable spécifique pour les maladies du ventre, de la poitrine et de l'estomac ; dans ce dernier cas particulièrement, il est bon de seconder son effet par quelques bains pris au nombre de deux ou trois par semaine.

Les médecins peuvent administrer ce médicament avec la plus entière confiance comme un médicament essentiellement *sédatif du système nerveux.* Il peut remplacer avec avantage toute espèce de potion calmante ; il peut être aussi combiné avec tout autre médicament de nature calmante ou antispasmodique, soit comme médicament principal, soit comme adjuvant. Beaucoup de médecins le font entrer à la dose de soixante à quatre-vingts grammes dans des juleps, des lochs ou des potions calmantes pectorales et anti-hystériques. Il jouit, en un mot, de tous les avantages que l'on reconnaît aux diverses préparations opiacées sans avoir aucun de leurs inconvénients. Ajoutons que son goût étant extrêmement agréable, les malades les plus difficiles et les plus dégoûtés de tout remède le prennent avec infiniment de plaisir. Ce sirop a l'avantage de se conserver longtemps sans fermentation ; ce qui le rend très-précieux pour les malades éloignés ; il est tou-

jours convenable pourtant de le conserver, autant
qu'il sera possible, dans un lieu frais, à l'abri de
l'influence de la lumière ou des rayons du soleil.

PATE PECTORALE SÉDATIVE *du docteur Besuchet.*

La pâte sédative n'est autre chose que le sirop
sous forme solide, mais dans des proportions qui
rendent cette pâte plus particulièrement béchique
et pectorale, c'est ce qui fait que ceux qui la connaissent la préfèrent sous ce rapport à toutes les
pâtes connues et employées contre les rhumes et
contre les irritations de poitrine anciennes ou récentes. Chaque morceau de la pâte représente à peu
près un quart de cuillerée du sirop; son usage est
très-commode pour les malades qui voyagent; cette
pâte peut remplacer avec avantage toute espèce de
loochs ou tisanes pectorales; la dose ordinaire est
depuis quatre jusqu'à six et huit morceaux dans les
vingt-quatre heures. Elle est inaltérable et peut se
conserver indéfiniment. C'est l'antidote des irritations de gorge et de poitrine.

PILULES SÉDATIVES, *dites de la formule n° 1.*

Nous avons dit que le sirop sédatif formait avec
les pilules sédatives la base du traitement du docteur
Besuchet pour les gastrites et pour les gastralgies;
nous aurions pu dire *tout* le traitement, car, à peu
d'exceptions près, il ne recommande que ces deux
médicaments contre ces sortes d'affections, le sirop
à la dose que nous avons indiquée et les pilules à
la dose de une à chacun des repas.

Les propriétés des pilules ne sont pas moins éten-
dues que celles de la pâte et du sirop; mais elles
sont plus particulièrement employées contre les affections qui reconnaissent pour principe une altération quelconque des viscères du ventre : *gastrite,
gastralgie, hystérie, hypocondrie.* C'est à bon droit
que leur auteur les a nommées *trésor de l'estomac.* Ce
sont elles en effet qui, mêlées aux aliments (on les
prend en mangeant), changent les digestions péni-

bles, douloureuses, en digestions douces et agréables; elles n'ont pas pour propriété d'exciter la digestion comme certains remèdes incendiaires qui font digérer *quand même*, au risque d'user les dernières ressources de la nature; leur propriété consiste uniquement à calmer la trop vive sensibilité des organes, en les protégeant contre l'action stimulante du suc gastrique ou contre la présence des aliments. C'est ainsi que le praticien physiologiste peut prétendre aider à l'accomplissement de l'acte le plus important de la vie animale. Tel est aussi le résultat et l'effet de l'emploi des pilules composées selon la formule de l'auteur du *Traité de la gastrite et des affections nerveuses* (1).

Les pilules sédatives forment en partie le complément de la médication employée contre les gastrites et les gastralgies. Les médecins les prescriront avec le plus grand succès contre les flux de ventre, les coliques nerveuses ou venteuses, les diarrhées rebelles, la dyssenterie, et surtout la pituite, etc., etc.

Leurs propriétés générales ont donc beaucoup d'analogie avec celles du sirop sédatif, mais elles sont spécialement destinées à procurer à l'estomac la tolérance nécessaire pour accomplir l'acte de la digestion, à lui rendre la force et l'élasticité dont il est privé, surtout dans les gastralgies.

Leur effet physique consiste principalement à rendre les digestions douces et faciles, à diminuer l'irritabilité nerveuse, à procurer une sorte de quiétude, de calme bienfaisant que ne connaissent point ceux qui souffrent depuis un certain temps d'une maladie quelconque de l'appareil digestif.

Elles arrêtent les accès hystériques en portant leur action sédative sur l'utérus d'une façon très remarquable.

(1) La gastrite, les affections nerveuses et les affections chroniques des viscères considérées dans toutes leurs causes, leurs effets et dans leur traitement, etc., et suivi de la connaissance des maladies, par l'étude des tempéraments. Un beau volume in-8°, chez Labé, libraire de la Faculté de médecine, Place de l'Ecole-de-Médecine. Prix : 5 francs, et chez M. Colmet.

Manière de les employer. — Une seulement à chaque repas. On les prend en mangeant ou en buvant, soit dans un peu d'eau sucrée, soit dans une des premières cuillerées du potage, au commencement du repas.

Généralement, lorsqu'on commence à prendre ces pilules, l'auteur conseille d'en prendre une seule par jour, au principal repas de la journée pendant deux ou trois jours, puis ensuite une au déjeuner et une au dîner pendant les jours suivants, et enfin une à chacun des repas, si le malade est dans l'usage d'en faire plus de deux par jour. (Voir l'ouvrage pour le régime de vie, ainsi que pour plusieurs circonstances essentielles du traitement.)

Dans l'hystérie on doit seconder l'effet de la médication par les bains de siége administrés à basse température et prolongés depuis une heure jusqu'à une heure et demie ou deux heures, selon les forces des malades ; on donne dans ces sortes de cas plusieurs cuillerées du sirop sédatif, plus une pilule au déjeûner et une le soir au moment du coucher dans une cuillerée d'infusion. (Voir, dans l'ouvrage, l'observation n° 18, page 287, dossier, 367, *Traité de la gastrite et des affections nerveuses, in-8°*).

Pilules stimulantes sédatives dites de la formule n° 3.)

Ces pilules participent aux mêmes conditions que les précédentes ; mais elles sont plus particulièrement employées lorsque l'estomac fonctionne difficilement, lentement et sans douleurs, comme cela à lieu dans beaucoup de cas de gastralgies par atonie de l'organe ; elles sont, ainsi que leur nom l'indique, légèrement stimulantes et portent moins à la constipation que les pilules de la formule n° 1. Leur mode d'emploi est absolument le même ; elles conviennent aux malades qui peuvent digérer la viande et à ceux qui n'éprouvent point, pendant l'acte de la digestion, ce sentiment si incommode de chaleur brûlante que les anciens appelaient *le fer chaud*. (Voir, à la suite les divers modes de traitement.)

SECTION DEUXIÈME.

MÉDICAMENTS ÉVACUANTS.

La plupart des malades affectés d'un trouble quelconque dans les voies digestives, aussi bien que ceux qui sont affectés d'hypocondrie, qu'elle soit essentielle ou symptomatique, sont tourmentés par une constipation difficile à vaincre et cette constipation, échauffant les entrailles, réagit d'une manière funeste sur le système nerveux en général, aussi bien que sur l'estomac en particulier.

La constipation, d'ailleurs, est elle-même une maladie qui prédispose à beaucoup d'autres; on ne saurait dire combien d'accidents elle détermine, soit comme préjudice à l'état de santé en général, soit comme empêchement aux fonctions naturelles.

La constipation affecte particulièrement les femmes, et surtout celles qui appartiennent à la classe aisée de la société; elle affecte également les littérateurs, les magistrats, les hommes de cabinet, et en général toute personne qui, par goût ou par nécessité, est astreinte à une vie sédentaire; la constipation est aussi la compagne trop fidèle des affections de l'estomac, soit *gastrite*, soit *gastralgie*; quelquefois même elle les précède. On ne saurait donc trop s'efforcer de la combattre; mais là se trouvent l'écueil et la difficulté. Faire fonctionner le ventre sans provoquer l'irritation, sans augmenter encore la constipation qu'il s'agit de détruire, était un problême assez peu facile à résoudre. Sans doute, les personnes constipées ont toujours la ressource des lavements; mais, indépendamment de ce que cette manœuvre a d'incommode et d'assujétissant, elle n'est pas toujours sans inconvénients. Chacun sait, en effet, qu'un usage trop fréquent des instruments, même les mieux imaginés, fatigue extrêmement le rectum, rend le ventre paresseux et provoque la formation de gaz, ils augmentent le supplice du malade en ajoutant une incommodité à son incommodité première.

En même temps, l'état d'érétisme des organes est tel dans la plupart des cas que les purgatifs, même les plus doux, produisent une irritation fâcheuse qui oblige bientôt à y renoncer. Il fallait donc trouver une préparation qui purgeât sans causer d'irritation, qui, tout en désobstruant les intestins, fût capable de tonifier les organes de la digestion; en un mot, il fallait trouver un purgatif *physiologique*. Écoutons ce que dit à ce sujet l'auteur du *Traité de la gastrite:*

« Dans ces derniers temps, on a beaucoup plus
« cherché à satisfaire le goût ou la commodité des
« malades que de satisfaire aux conditions d'une
« saine pratique. Des préparations, simples en appa-
« rence, d'une forme et d'un goût agréables, ont été
« préconisées par des hommes intéressées naturel-
« lement à s'en faire un moyen de lucre, sans s'in-
« quiéter le moins du monde de leurs funestes con-
« séquences; on frémit de penser à la dangereuse
« énergie de certains élixirs soi-disant anti-glaireux,
« médecines incendiaires présentées comme *anti-*
« *phlogistiques*, et qui ne doivent leur effet purgatif
« qu'à l'introduction de sels dangereux, masqués
« par le sucre ou par l'alcool; combien d'inflamma-
« tions chroniques on aiguës de l'estomac sont dues
« à l'usage de ces soi-disant *purgatifs doux!* Je n'en
« excepte même point le calomel lui-même, sel mer-
« curiel dont on fait un fréquent usage en Angle-
« terre et en Amérique, et qui, par son action sur
« la muqueuse gastro-intestinale, provoque si sou-
« vent des irritations qui dégénèrent en phlegmasies
« chroniques générales ou partielles du canal diges-
« tif. L'abus de ce genre de purgatif, qui séduit par
« son apparente innocuité et par la facilité avec la-
« quelle on peut se l'administrer, provoque les obs-
« tructions, l'inertie des intestins, et par suite l'*hypo-*
« *condrie*, la *mélancolie*, la *gastrite*, et tout le cor-
« tége des dérangements du ventre que les anciens

« signalaient d'une façon si pittoresque et si vraie,
« en les résumant sous la dénomination de *maladie*
« *noire*. »

C'est pour remédier aux inconvénients graves qui
viennent d'être signalés, que M. le docteur Besuchet
a composé plusieurs purgatifs entièrement extraits
de substances végétales, afin qu'ils pussent être administrés aux malades comme aux personnes en
santé, quels que soient d'ailleurs l'âge, le sexe, et
surtout le degré d'irritabilité ou même de sensibilité
de leur tube digestif. Ces purgatifs sont :

1° La marmelade de santé ;
2° Les pilules toni-purgatives anti-glaireuses.

Rien de mieux approprié à l'état physique des
tissus qui tapissent le canal digestif que la marmelade qui, par cette raison même, a reçu le nom de
marmelade de santé ; supérieure à tous les purgatifs
connus avant elle à cause de ses effets et de sa composition, elle peut être administrée dans toutes les circonstances et à toute personne indifféremment,
même comme simple précaution hygiénique, sans
craindre que la fréquence de son usage puisse donner lieu au moindre inconvénient. La marmelade a
de plus l'avantage d'être d'un goût agréable et de ne
rappeler aucune saveur médicamenteuse.

A l'aide de ce remède, les dames qui en feront
usage verront en peu de temps disparaître les
échauffures de peau, les chaleurs et rougeurs au vi-
sage, aux yeux, le larmoiement, etc., etc., il n'est aucun remède qui puisse se montrer plus efficace contre
la *mélancolie*, l'*hypocondrie*, les *pâles couleurs*, les
règles *difficiles* ou *irrégulières*, etc. Ce purgatif dé-
barrasse sans effort et sans douleur l'estomac et les
intestins des saburres, des glaires ou des humeurs
âcres ou viciées qui causent tant de désordres dans
les voies digestives.

Mode d'emploi. — Cette marmelade, qui se dis-
tinguerait à peine, par sa couleur et par son goût,
d'une simple marmelade de fruits, peut agir ou comme

purgatif complet, ou comme moyen hygiénique pour se tenir simplement le ventre libre.

Dans le premier cas, elle n'exclut pas les précautions que l'on prend d'ordinaire lorsque l'on veut se purger tout à fait. Ces précautions consistent à boire pendant un jour ou deux, comme préparation, quelques tasses d'eau de veau ou de bouillon aux herbes, et à faire un peu diète la veille de la purgation. La dose alors, pour un adulte, est de huit grammes (deux gros), ou un peu plus que plein une cuillère à café de moyenne grandeur. La dose doit diminuer graduellement en proportion de l'âge. Un gramme suffit pour un jeune enfant. La marmelade est également vermifuge. Lorsque l'on prend la marmelade comme purgatif, elle doit être prise à jeun, ayant soin, pour en faciliter le passage, de boire en même temps un demi-verre d'eau sucrée. Lorsque la purgation commence à opérer, on doit faciliter ses effets par quelques tasses de bouillon de veau ou de bouillon aux herbes, ainsi que cela se pratique pour toute espèce de purgation.

Mais la marmelade peut être administrée, ainsi que nous l'avons dit, comme simple moyen hygiénique; dans ce cas, il est impossible d'en fixer la dose par avance, car elle dépend absolument de l'effet qu'elle produit sur la personne qui en fait usage. Il est des personnes qui n'auront besoin que d'une très faible dose (voir le *Traité de la gastrite*, pag. 103, 104); d'autres, d'une dose un peu plus forte.

Le malade proportionnera donc la chose, soit en plus, soit en moins, suivant l'effet qu'il en éprouvera; il faut d'ailleurs observer qu'il n'est jamais prudent de trop se hâter d'augmenter la dose d'un médicament évacuant; car telle proportion qui en apparence n'a point produit d'effet le premier jour, parceque le médicament rencontre intérieurement trop d'obstacles, ainsi que cela a lieu dans les fortes constipations, produira son effet louable et sans efforts le jour suivant; si donc, sans se donner le temps d'attendre, on se hâte de doubler la dose, on

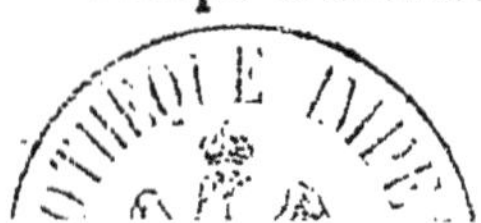

s'expose inutilement à dépasser le but, ce qui est au moins inutile.

Quant à la manière d'administrer la marmelade, comme moyen hygiénique, quelques malades se trouvent bien de la prendre en mangeant, au dîner, comme les pilules, soit couchée entre deux feuillets de potage au pain, soit enveloppée dans un morceau de pain azyme (hostie); d'autres préfèrent la prendre le soir à l'heure du coucher; les personnes qui en font usage peuvent essayer celle de ces trois manières qui leur réussira le mieux pour l'adopter à leur gré.

2° PILULES TONI-PURGATIVES.

Les pilules toni-purgatives, ainsi que leur nom l'indique, ont pour propriété de donner du ton, du ressort aux intestins, tout en produisant des effets purgatifs; elles ont beaucoup d'analogie avec la marmelade, à laquelle beaucoup de malades les préfèrent. Leur composition est toutefois essentiellement différente; formées comme la marmelade avec des extraits de substances végétales, ces extraits sont de nature à porter leur action stimulante sur les intestins et non sur l'estomac, avantage immense, puisque dans beaucoup de cas, l'estomac est tellement susceptible que la moindre substance purgative l'irrite au dernier point; la couche gélatineuse qui les enveloppe protège et facilite leur passage par l'estomac; de telle sorte, que, par la résistance calculée que la couche gélatineuse offre à l'action du suc gastrique, la dissolution complète de la pilule n'a lieu que dans les premiers intestins où son action est seulement utile. Sous ce rapport seul, ces pilules se recommanderaient puissamment à l'attention des praticiens; c'est une heureuse innovation dans l'administration des médicaments, et un perfectionnement bien remarquable dans la manipulation pharmaceutique.

Les pilules toni-purgatives peuvent être employées

dans les cas que nous avons indiqués pour la marmelade, mais jamais comme purgatif *complet*. Elles sont, de plus, anti-bilieuses, fondantes et apéritives; leur usage est particulièrement efficace dans *les obstructions, les embarras du foie, la jaunisse, l'atonie des intestins, la mélancolie, l'hypocondrie, les congestions pulmonaires ou cérébrales*, etc., etc.

Mode d'emploi. — Ces pilules, ainsi que les sédatives, se prennent en même temps que les aliments, et par préférence au commencement du principal repas de la journée; leur dose varie depuis *une* par jour, qui est la petite dose, jusqu'à *trois*, qui est généralement la plus forte dose; ainsi *une, deux,* ou *trois,* selon l'effet qu'elles produisent.

Quand on en prend plusieurs, on les prend au même moment, afin que leur action soit plus forte; on peut également les prendre le soir en se couchant. Les malades qui feront usage des pilules sédatives, observeront qu'ils ne doivent pas les prendre concurremment avec celles-ci, non que cela puisse leur faire le moindre mal, mais parce que l'effet des unes neutralise celui des autres; ainsi, les jours où l'on prend les pilules sédatives, on ne prendra pas les pilules fondantes, et réciproquement.

L'effet désirable des pilules fondantes est de procurer le lendemain, dans la matinée, une bonne et facile garderobe, deux tout au plus; c'est cet effet seulement que les malades doivent rechercher; car les personnes affectées de gastrite ou de gastralgie, et surtout celles qui ont les intestins très-irritables, ne doivent point oublier que toute évacuation qui ressemblerait à une forte purgation leur serait plus nuisible qu'utile; il doit leur suffire de vaincre leur constipation habituelle; elles doivent donc proportionner elles-mêmes la dose du médicament évacuant d'après l'effet qu'il produit sur elles, diminuant ou augmentant la dose selon le besoin; on peut même fractionner les pilules lorsqu'elles produisent trop d'effet; on peut, comme il a été dit, les prendre le soir un peu avant de se mettre au lit.

La **CONSERVATION** de l'**HOMME**, puisée dans la
SCIENCE HERMÉTIQUE ou l'**ART DIVIN DE PRO-
LONGER LA VIE** à l'état de **FORCE** et de **SANTÉ**.
Nouvelle et facile application des œuvres mysté-
rieuses de la nature aux phénomènes de la vie humaine. Édité sur les manuscrits originaux par le
chevalier **J. DE SAINT-GERMAIN**.

Prix 1 fr. par la poste.

*Chez M. COLMET, pharmacien, 12, rue Neuve Saint-
Méry, à Paris.*

L'intérêt qui s'attache à la lecture de ce livre si
curieux par lui-même, est singulièrement augmenté
par les révélations scientifiques qu'il contient.

Proclamer la possibilité de conserver à tous, quel
que soit le sexe ou l'âge, l'assemblage heureux de la
FORCE, de la **JEUNESSE** et de la **SANTÉ**, peut paraître une chose extraordinaire, impossible même;
nous demandons seulement qu'on lise, et la préven-
tion disparaîtra bientôt devant la conviction éclairée
par des faits dont chacun peut apprécier la justesse
et la sincérité.

Comme il sera souvent parlé des produits hermétiques à l'occasion du traitement des maladies auxquelles ce livre est consacré, on a cru devoir réim-
primer ici une notice explicative, sous forme de
dialogue, qui a été publiée à une époque où une
grande extension devait être donnée à l'Institut
hermétique, établissement destiné à répandre l'usage
de ces produits; cette Notice fera connaître mieux
qu'un prospectus la nature et l'usage de ces composés, qui se trouvent spécialement à la pharmacie
Colmet, rue Neuve-Saint-Méry, 12.

QUELQUES EXPLICATIONS SUR LES PRODUITS
HERMETIQUES.

D. Qu'entendez-vous par *produits hermétiques*?
R. Les produits hermétiques sont des composés
chimiques extraits des corps simples, unis entre eux

par les lois de l'affinité, à l'aide d'une manipulation particulière dont les philosophes hermétiques seuls possèdent le secret.

D. Est-ce que tous ces produits peuvent s'appliquer à l'homme ?

R. Il en est qui s'appliquent plus spécialement à l'homme, et d'autres qui sont destinés à un autre usage.

D. De quelle nature sont ceux qui peuvent s'appliquer à l'homme?

R. L'élément hermétique, ou principe vital de conservation, peut s'appliquer à l'homme sous toute espèce de forme et de substances, alimentaires ou autres ; c'est ce qui constituera la base des opérations du *laboratoire hermétique*. Pour le moment, deux produits principaux sont mis au jour, ce sont : 1° l'*Essence de Vie* ou *Elixir hermétique;* 2° l'*Eau Balsamique de Santé* (1).

D. Qu'est-ce que cet élixir que vous appelez *Élixir Hermétique?*

R. Pour répondre à votre question, il faut savoir si vous la faites avec l'intention qu'il y soit répondu selon la science, ou simplement selon l'appréciation matérielle du composé lui-même.

D. Eh ! mon Dieu, je suis peu savant, peu crédule surtout, je prends les choses pour ce qu'elles m'apparaissent, sans me préoccuper d'une vertu que je ne saurais d'ailleurs comment vérifier ; veuillez donc me dire simplement ce que c'est que cette liqueur, en tant que liqueur, dont chacun, je suppose, peut faire usage à sa guise ; car ce n'est point un médicament, je crois?

R. L'Essence de vie ou Élixir hermétique n'est point un médicament ; mais dans bien des cas il peut en tenir lieu : avez-vous connaissance de deux li-

(1) Aussi appelée *Eau de Sainte-Marie.* Lorsque le laboratoire hermétique sera définitivement organisé, divers produits seront successivement publiés dans leurs diverses applications aux nécessités de la vie humaine.

queurs qui ont eu autrefois une grande vogue ; l'É-
lixir de longue vie, et l'Élixir de Garus?

D. Oui, j'en ai bu : la première est très amère et
brûle le gosier ; la seconde n'est pas trop désagréable, mais elle sent le safran et je ne puis en souffrir
le goût ni l'odeur.

R. Eh bien, sans ressembler à ces deux liqueurs
par ses caractères physiques, puisqu'elle est d'un
goût fort agréable et ne donne qu'une douce chaleur
à l'estomac, on pourrait dire que la liqueur hermétique réunit les diverses qualités qu'on leur attri-
buait généralement, mais à des degrés infiniment
plus spécifiques.

D. C'est-à-dire qu'elle est *tonique, digestive, apéritive,* etc., etc.

R. Elle est tout cela, et mieux encore, car elle
combat *les causes* qui déterminent si souvent les
maladies organiques, originaires ou accidentelles,
telles que la Goutte, la Cataracte, l'Épilepsie, l'Hypocondrie, la Phthisie, la Scrofule, l'Apoplexie ; elle
purifie le sang par son opposition à tout ce qui est
virus ou *infection* ; elle expulse, par la voie des ex-
halations cutanées et des excrétions naturelles,
tout ce qui est étranger ou nuisible au corps humain, ainsi qu'à son état de santé.

D. Quoi ! même les substances métalliques, l'ar-
senic... le mercure?

R. *Particulièrement le mercure,* aussi bien que
les conséquences des maladies contre lesquelles il a
pu être administré.

D. Mais, à ce compte, il n'est pas besoin de puissance occulte, et cette liqueur possède assez de
propriétés physiques pour qu'on soit tenté d'en
faire l'expérimentation.

R. Ce que je vous dis ici n'est que le résumé de
l'appréciation de l'Élixir hermétique d'après les éléments de sa composition *matérielle*; sous un autre
point de vue, celui sous lequel vous ne vous souciez
pas, dites-vous, de l'envisager, il faut, pour apprécier
ses qualités, avoir une foi éclairée par des raison-

nements que je ne puis produire ici. Si vous voulez en savoir davantage, permettez que je vous renvoie à la lecture de l'ouvrage lui-même; là vous verrez ce que c'est que cette liqueur au point de vue philosophique.

D. C'est donc une liqueur merveilleuse?

R. C'est en effet merveilleuse que je devrais dire.

D. Et l'Eau Balsamique?

R. L'Eau balsamique de Santé, de même que l'Élixir hermétique, peut être envisagée sous deux points de vue différents. Par sa composition matérielle et par les caractères apparents qu'on lui a donnés, elle peut être comparée à quelques composés connus; à ne la considérer que par là, elle est encore bien supérieure par ses émanations odoriférantes aux parfums généralement employés pour la toilette, l'eau de Cologne, par exemple, quelque supérieure qu'elle soit. C'est de plus un excellent et agréable dentifrice, conservateur de la bouche, de la fraîcheur de l'haleine, de l'état sain des gencives et des dents. Si on veut la considérer comme *cosmétique*, il n'en est aucun qui puisse l'égaler; elle surpasse par ses effets toutes les eaux spiritueuses employées pour *raffermir, nettoyer, purifier*, ou simplement *déterger* les diverses parties du corps. Elle est *vulnéraire et anti-putride* par excellence; elle neutralise toute espèce d'impureté et de virus contagieux; elle peut être employée efficacement dans toutes les circonstances où l'on emploie ordinairement les eaux de mélisse spiritueuses, les baumes, l'eau d'arquebusade; elle est bien supérieure à toutes ces compositions. En un mot, l'eau Balsamique de santé produit sur toutes les parties avec lesquelles on la met en contact, une sorte de *galvanisation conservatrice* inconnue à tous les produits chimiques ordinaires; mais on ne doit point en attendre, comme de certains cosmétiques dangereux, des effets physiques instantanés; c'est l'usage qui en révèle les admirables propriétés.

D. Peut-on en boire?

R. Pure elle serait trop forte : affaiblie par l'eau, elle peut être prise comme beaucoup d'autres spiritueux vulnéraires ou aromatiques ; mais elle est plus particulièrement destinée à l'usage extérieur.

Sous le rapport de ses propriétés *hermétiques*, dont je ne vous parlerai pas, l'Eau de Santé participe aux effets de l'Élixir dont elle n'est qu'une émanation. (Voir l'ouvrage, page 71) (1).

D. Est-il nécessaire d'avoir la foi pour tirer avantage de ce que vous appelez les produits hermétiques ?

R. Nullement : vous pouvez prendre l'Élixir hermétique comme une simple liqueur *stomachique, apéritive* et *digestive*, comme vous l'avez dit vous même ; vous pouvez employer l'Eau de Santé comme une essence spiritueuse et *aromatique*, bien supérieure toutefois, par le mélange et l'harmonie de ses parfums, à l'Eau de Cologne ou aux autres eaux spiritueuses ; cela ne vous empêchera point de recueillir les avantages nombreux attachés à l'usage de ces admirables compositions.

DES MALADIES DES VOIES DIGESTIVES.

Les maladies des voies digestives sont graves ou légères, récentes ou anciennes, aiguës ou chroniques ; mais dans aucun cas elles ne doivent être négligées ; car la maladie qui en apparence pourrait passer pour une simple indisposition est souvent le prélude ou le symptôme d'une altération grave des fonctions digestives.

EMBARRAS GASTRIQUE.

La plus simple de toutes les altérations de l'appareil digestif est sans contredit ce que l'on appelle communément *embarras gastrique*, affection passa-

(1) Les demandes d'explications peuvent être adressées au dépositaire de l'ouvrage, qui se charge de les transmettre à l'auteur.

gère fort commune au printemps et à l'automne.

CAUSES : l'influence de la saison ou de la température, un refroidissement, les écarts de régime ou un régime mal dirigé, une émotion subite.

SYMPTOMES : quelquefois de la fièvre sous le type continu et surtout intermittent, dégoût des aliments, soif exagérée, lassitude dans les membres, courbature ; bouche sèche, pâteuse, surtout le matin, mauvais goût, haleine fétide, langue blanche ou grisâtre, chargée comme d'une couche épaisse de saburres.

Ces symptômes réunis ou isolés constituent une affection qui, si elle se prolongeait, amenerait bientôt une perturbation dans l'économie de l'appareil digestif.

TRAITEMENT : S'il y a de la fièvre et que la langue ne soit pas rouge aux bords ou à la pointe, il faut débuter par un vomitif à l'ipécacuanha.

    Ipécacuanha, bonne espèce et fraîchement
        pulvérisé . . . .   4 gr.
    Faites bouillir dans eau distillée . . . . .   120 gr.

Laissez ensuite digérer à l'étuve ou au bain de sable pendant huit heures environ, passez et filtrez, puis ajoutez :

    Sirop de sucre ou de chicorée. . . . .   30 gr.

Cette potion peut être divisée en deux doses égales ; on donne d'abord la première, et en cas de non effet ou d'effet trop médiocre, on donne la seconde dose trois quarts d'heure après.

Ou bien, plus simplement, 1 gramme 25 centigrammes d'ipécacuanha pulvérisé dans un demi verre d'eau tiède légèrement sucrée (ces doses sont pour une personne adulte).

Tout le monde sait qu'il faut donner à boire de l'eau tiède pour faciliter les vomissements ; on peut sucrer légèrement cette eau ; on peut aussi donner ce qu'on appelle un émétique en lavage, c'est-à-dire 7 à 8 centigrammes d'émétique dans trois verres d'eau de chiendent ou de bouillon aux herbes.

Après un jour d'intervalle, on fera bien d'administrer un purgatif doux; celui-ci est excellent; on peut le préparer soi même.

Séné mondé . . . . 8 g.
Manne choisie. . . . . 60 g.
Sulfate de soude. . . . . 8 g.

On mesurera un verre d'eau que l'on fera bouillir dans un vase convenable : puis, l'eau étant bouillante, on y projetera les trois substances en même temps, puis l'on retirera du feu et on laissera le tout pendant quatre ou cinq heures sur les cendres chaudes. On peut préparer cette potion le soir, la veille de la purgation; pour la prendre, on fait tiédir légèrement le mélange qui aura infusé pendant la nuit, puis on passe à clair dans un tamis fin; la quantité d'un verre suffit pour bien purger. Pour aider à l'effet du purgatif, on boit plusieurs tasses de bouillon aux herbes, ou du bouillon maigre de veau, ou simplement du bouillon dégraissé bien coupé d'eau, mais seulement lorsque le purgatif se fait sentir par un petit travail intérieur qui indique que l'effet va se produire; on peut réitérer le purgatif s'il en est besoin un jour ou deux après la première purgation.

Si le malade a de la répugnance pour cette espèce de purgatif, et qu'en général il craigne le goût toujours un peu désagréable de ces sortes de potions, il pourra le remplacer par une dose de la marmelade de santé (voir la notice sur ce médicament) cette marmelade a l'avantage de pouvoir se conserver longtemps, ce qui fait que les malades peuvent en faire usage au fur et à mesure du besoin.

Après les purgatifs, si le malade éprouve un peu d'irritation à l'estomac, il devra, pendant une huitaine de jours au moins, prendre deux cuillerées de sirop sédatif composé, une le matin à jeun et une le soir au moment du coucher.

INAPPÉTENCE (ANOREXIE) ATONIE DE L'ESTOMAC.

Il n'y a pas toujours embarras ou obstruction dans les voies digestives ; il y a souvent et simplement défautd'action, répugnance pour les aliments, cet état constitue ce que les médecins appelent l'anorexie.

CAUSES : la vie sédentaire, l'ennui, la constipation, la diète prolongée pour un traitement quelconque ou un régime trop succulent, les affections morales, un chagrin concentré, l'usage des médicaments trop longtemps continué.

SYMPTOMES : appétit presque complétement aboli; lassitude, découragement, langue presque naturelle, point de douleurs, peu de sommeil, peau sèche.

TRAITEMENT : quelques bains froids si la saison le permet, tièdes en hiver, suivis de frictions savonneuses, l'usage de l'eau balsamique de santé en frictions faites sur la région de l'estomac (voir la note sur les produits hermétiques), une forte cuillerée de l'élixir hermétique ou essence de vie prise après chaque repas ; de l'exercice de corps après avoir mangé, et surtout l'emploi des pilules purgatives dites numéro 2, tous les jours ou tous les deux jours; ce traitement doit être continué jusqu'à l'amélioration parfaite. Les personnes qui sont sujettes au retour de cette affection feront bien de faire usage des pilules stimulosédatives dites de la formule numéro 3, une à chacun des principaux repas de la journée (voir la note sur ce médicament).

GASTRITE AIGUE.

La gastrite aiguë proprement dite, est assez souvent le résultat de l'ingestion dans l'estomac d'une substance malsaine ou corrosive; elle succède fréquemment aux fièvres éruptives, *scarlatine, rougeole, variole*, etc. Elle se présente également dans les crises ou recrudescences de la gastrite chronique; elle se complique fréquemment avec l'entérite ; elle prend alors le nom de gastro-entérite. Nous ne conseillerons pas aux malades d'entreprendre de se traiter eux-mêmes d'une affection de cette nature ; ses complications, ses accidents divers exigent presque toujours, comme pour toutes les maladies aiguës en

général les soins attentifs et assidus du médecin,
nous dirons seulement que c'est ici le cas de prati-
quer quelques émissions sanguines, non par la lan-
cette, mais par sangsues appliquées plutôt à l'anus
et autour de l'ombilic qu'à l'épigastre, ainsi qu'on le
fait communément. Les boissons émulsionnées prises
en petite quantité : l'eau d'orge par exemple, les
émulsions d'amandes conviennent tout particulièrement en les sucrant avec le sirop sédatif du docteur Besuchet, à la dose d'une cuillerée à café par
chaque petite tasse de boisson, la gastrite aiguë
donne souvent naissance à la gastrite proprement
dite ou gastrite à l'état chronique.

GASTRITE.

Les principaux caractères de la gastrite, suivant
l'auteur du traité spécial des maladies des voies digestives, consistent « dans une grande difficulté à
« digérer, même les aliments en apparence les plus
« lourds ; la région épigastrique est douloureuse à
« toucher, le ventre est presque toujours sensible au
« la pression ; il est balonné ; les femmes ne peuvent
« supporter l'étreinte du corset. On reconnaît là
« tous les caractères d'un genre particulier d'irrita-
« tion que j'appellerai *névro-phlegmasie*. »

SYMPTOMES PARTICULIERS. Les symptômes de la gastrite sont quelquefois si légers, du moins en apparence, que la maladie passe le plus souvent à un état
plus ou moins grave avant que le malade ait songé
tant soit peu sérieusement à réclamer les secours de
la médecine ; un léger dérangement d'estomac, attri-
bué à quelque indigestion, est souvent un symp·
tôme très prononcé de gastrite. Le malade éprouve
d'abord quelque difficulté à digérer, puis survien-
nent des indigestions dont la cause est inconnue ;
les digestions sont accompagnées de renvois acides
ou même sans odeur ni saveur ; il se dégage une
grande quantité de gaz qui s'échappent par sac-
cades et semblent se renouveler sans cesse ; un sen-

timent de malaise, de pesanteur, se manifeste vers la région de l'estomac ; souvent une disposition invincible au sommeil survient peu de temps après le repas ; presque toujours un gonflement incommode du ventre ; ce gonflement est quelquefois assez considérable pour que le malade se sente gêné dans ses vêtements ; il éprouve le besoin de se desserrer, le moindre lien lui pèse, le bruit l'incommode, la lumière lui fait mal, et lorsque enfin cette laborieuse digestion est achevée, la suspension de l'état de souffrance est accompagnée d'un sentiment de lassitude dans tous les membres, particulièrement aux bras, d'un découragement général, de tristesse profonde que légitime d'ailleurs bien naturellement la certitude de voir toutes les souffrances reparaître à la première occasion. La constipation est la compagne inséparable de ce cortége de maux ; les malades rendent avec effort des matières dures, sèches, grumelées, souvent semblables à de petites boules, comme seraient des excréments de brebis ; les matières fécales sont comme enveloppées d'une couche de matière glaireuse semblable à du blanc d'œuf qui aurait subi un commencement de cuisson.

Quelquefois la digestion est plus laborieuse, plus gênante que douloureuse et après quelques heures, tous les symptômes disparaissent, mais malheureusement pour recommencer avec un nouveau travail de l'estomac ; souvent les malades éprouvent un sentiment de douleur, une chaleur brûlante et insupportable ; d'autres fois, il leur semble avoir dans l'estomac une plaie vive qui s'irrite par la présence des aliments ; ils éprouvent dans l'estomac quelque chose comme un fourmillement ; d'autres fois, une douleur vive que les malades comparent à l'effet que produirait la sensation d'une morsure ; la douleur s'étend jusqu'au dos ; il y a des malades qui semblent éprouver une sorte d'adoucissement en s'appuyant le dos ou l'estomac contre un corps résistant qui comprime la partie douloureuse (1).

(1) Voir l'ouvrage de M. Pesuchet pour une foule de circons-

Causes de la gastrite. — On ne peut indiquer ici que les causes générales ; telles sont, les chagrins concentrés, la vie trop sédentaire, les écarts de régime, l'usage de médicaments trop énergiques et surtout de certains spécifiques, l'irrégularité dans les heures des repas, la nourriture prise trop précipitamment ; une nourriture mal choisie ou impropre au tempérament ; l'époque du dérangement des règles pour les femmes (âge critique), et pour les hommes le moment où les forces physiques commencent à s'affaiblir.

Traitement. — Dans les notes sur chacun des médicaments qui composent la médication sédative, nous avons donné le détail des effets de chacun d'eux, ces notes pourraient à la rigueur suffire pour leur application aux accidents que nous venons de décrire. Cependant nous allons donner ici, dans l'intérêt des malades et pour leur plus complète satisfaction, le détail de celui des traitements complets méthodiques employé le plus généralement et avec le plus grand succès dans une foule de cas exempts de complications étrangères ; faire plus que de donner ces indications générales serait téméraire, nous restons donc dans les limites de la prudence et bien assurés aussi, qu'alors même que le traitement ne réussirait pas complétement en fait de guérison, il ne pourrait en résulter aucun inconvénient pour le malade. Ce traitement général combiné se divise en deux parties : la première dite *de préparation* ; la seconde dite *de médication.*

Préparation. — Le malade prendra d'abord trois bains *gélatino-alkalins* (1) successivement, un chaque jour, avec toutes les circonstances indiquées

tances qui ne peuvent trouver place dans un extrait aussi abrégé que celui-ci.

(1) La préparation, pour ces bains composés, est indiquée dans la série des médicaments. Chaque dose est pour un bain ; il faut avoir soin de faire dissoudre d'abord le composé dans deux litres d'eau très chaude plusieurs heures avant le bain ou la veille au soir pour que la dissolution soit bien faite ; cette dissolution est mêlée à l'eau du bain au moment de le prendre. La température

ci-dessous. Ces trois bains étant pris, le malade sera purgé une première fois avec l'apozème indiqué, page **26** ou avec une dose de *la marmelade de santé* (voir la note sur ce médicament, véritable purgation des familles). Cela étant fait, et après un jour de repos du traitement, le malade prendra de nouveau trois bains composés, ceux-ci à un jour d'intervalle l'un de l'autre, puis une deuxième purgation sera administrée, puis deux bains composés ; ceux-ci à deux jours d'intervalle. A compter de ce moment, pour ce qui est relatif aux bains, le malade continuera à en prendre un chaque semaine environ, par préférence *composé*, mais au moins à l'eau de son et toujours accompagnée de frictions savonneuses, et s'il est possible aussi d'affusions froides ; l'une et l'autre de ces opérations étant un excellent moyen pour seconder l'effet des médicaments.

Médication. — Supposant toujours un malade qui est soumis à l'ensemble d'un traitement général, nous dirons : dès le lendemain de la seconde purgation, le

du bain doit être modérée, plutôt *tiède* que *chaud* ; on peut d'ailleurs réchauffer l'eau pendant la durée du bain qui doit être de une heure et demie à deux heures environ. Un peu après la sortie du bain, si la saison le permet, et que le malade ne soit pas trop impressionnable, il lui sera fait, dans le bain même, des affusions froides avec de l'eau qui sera légèrement refroidie ou à la température de l'atmosphère à peu près ; ces affusions se font en versant avec un vase ou une forte éponge de l'eau sur les épaules du malade, qui à cet effet, se tiendra debout dans la baignoire ; on continue plus ou moins de temps cette opération ; une minute ou deux suffisent généralement, puis le malade sera bien essuyé avec du linge chaud et couché pour quelques heures ; si le malade, par un motif quelconque, ne peut supporter les affusions froides, chose à laquelle pourtant les malades s'accoutument aisément, ces affusions seront remplacées par des frictions faites avec du savon ordinaire sur toutes les surfaces du corps, particulièrement depuis les épaules jusqu'aux hanches, puis le malade sera bien lavé, essuyé et couché ; un repos de quelques heures augmente sensiblement le bon effet du bain, si l'on opère les deux choses, c'est-à-dire les frictions savonneuses et les affusions froides, on fera une bonne chose et le traitement n'en sera que plus énergique, dans ce cas les frictions au savon doivent précéder les affusions froides.

malade commencera l'usage de la médication sédative, comme suit : d'abord, pendant les trois premiers jours, une cuillerée du sirop sédatif prise le soir au moment du coucher, puis après ces trois jours ; deux cuillerées, une le matin à jeun ou au commencement du premier repas et l'autre le soir.

Après les quelques jours ainsi continués de l'usage du sirop seul, le malade y joindra celui des pilules sédatives dites du numéro 1 ; d'abord à la dose de une par jour, prise au commencement du principal repas de la journée pendant quelques jours; puis deux, une au déjeuner, l'autre au dîner; dans les cas de douleurs très vives ou d'anxiété après les repas; la dose peut être portée à trois par jour, mais toujours séparément et à trois repas différents ou collations légères ; mais deux pilules suffisent généralement avec les deux cuillerées de sirop.

Nous avons dit que les malades affectés de gastrite ou de gastralgie étaient presque toujours tourmentés par la constipation ; la médication sédative ne peut remédier à cet inconvénient ; mais les malades trouveront dans les pilules fondantes, toni-purgatives dites du numéro 2 le moyen par excellence pour favoriser les évacuations naturelles; il est bon aussi d'avoir recours aux diverses espèces de lavements simples ou composés que tout le monde connaît.

Les malades, lorsqu'un commencement d'amélioration se manifeste, ne doivent point s'empresser de cesser leur médication; il faut, au contraire, la continuer avec persistance et régularité, et même, lorsque la guérison paraît assurée; il faut encore continuer pendant quelque temps et ne pas cesser brusquement, mais insensiblement, en diminuant peu à peu la dose des médicaments employés.

Gastralgie.

La gastralgie se distingue particulièrement de la gastrite en ce que les accidents, qui du reste sont à peu près les mêmes à la vivacité près, sont rarement accompagnés de douleurs; il y a cela de partieulier aussi que les malades se trouvent mieux d'une alimentation substantielle que d'une alimentation légère; aussi pendant que les malades affectés de gastrite cherchent instinctivement à se nourrir de laitaige, de poissons, de végétaux, de viandes blanches, ceux qui se trouvent sous l'influence d'une gastralgie semblent préférer les cordiaux, le vin, le bouillon, les viandes rôties; circonstance qui a fait tomber dans l'erreur bien des médecins sur la nature de cette maladie :

Traitement.

Le même dans les dispositions générales que pour les gastrites, avec la différence que les pilules sédatives, dites de la formule numéro 1, seront remplacées par les pilules stimulantes sédatives, dites numéro 3, et qu'à chaque cuillerée de sirop sédatif on ajoutera une cuillerée à café de l'Élixir hermétique dit essence de vie ; des frictions faites avec douceur sur l'épigastre avec l'Eau balsamique de santé le matin quelques instants avant le lever; et le soir un morceau de flanelle imbibé de cette liqueur conservé toute la nuit sur la même place compléteront le traitement méthodique des gastralgies.

Crampes d'estomac.

Cet accident se remarque fréquemment sans que pour cela il y ait une affection spéciale des voies digestives ; il suffira pour le faire cesser de faire usage pendant quelques jours du sirop sédatif à la dose de trois cuillerées: une le matin, une vers le milieu du jour, et la dernière au moment du coucher; puis de faire chaque jour le matin une bonne friction avec l'Eau Balsamique sur la région de l'estomac en conservant tout le jour un large morceau de flanelle sur la partie frictionnée.

Atonie générale, innervation, affaiblissement des organes, affections nerveuses indéterminées, hystérie, hypocondrie, etc.

Ces affections, qui font le désespoir des malades

et qui désolent si souvent les médecins eux-mêmes par l'impuissance où ils se trouvent de les combattre avec succès, seront très certainement calmées, sinon guéries complétement, par l'usage soutenu de la médication sédative et par l'emploi des produits hermétiques, quelquefois des deux simultanément combinés : ainsi toutes les fois qu'il y aura seulement faiblesse, atonie, défaillance des forces physiques et viriles, on emploiera les produits hermétiques seuls (1), et toutes les fois qu'il y aura, avec la faiblesse musculaire générale de la douleur pour digérer, on employera la médication sédative combinée avec les produits hermétiques comme il a été indiqué au traitement de la gastralgie ; dans l'hystérie et dans les affections nerveuses indéterminées (névroses générales), le sirop sédatif doit surtout et presque exclusivement être employé, les accidents de l'hypocondrie disparaîtront par l'usage combiné des pilules sédatives n° 3, et des pilules fondantes toni-purgatives dites n° 2, prises alternativement pendant un temps plus ou moins long.

Affections des bronches. — Du poumon. — Coqueluches. — Rhumes. — Catarrhes.—Asthme.—Toux nerveuse et convulsions.

Dans ces affections, le sirop et la pâte sédative doivent être particulièrement et spécialement em-

(1) Le lecteur doit se reporter pour l'usage des produits hermétiques, comme pour les médicaments, à ce qui a été dit aux articles qui leur sont consacrés ; il s'agit ici seulement des produits hermétiques administrés comme fortifiants ; en première ligne, se trouve indiqué l'Elixir hermétique, dont la dose moyenne est de deux ou trois fortes cuillerées par jour, prises ensemble ou séparément, soit avant soit après les repas ; puis vient l'Eau Balsamique de santé pour l'extérieur ; on l'emploie en frictions sur la poitrine, le dos, les membres, la région de l'estomac. Un flacon mis dans un bain donne à ce bain une action vivifiante qui lui a fait donner le nom de bain de santé. Des frictions faites sur le corps à l'issue d'un bain à l'eau de son et des frictoins savonneuses donnent au corps une souplesse et une énergie remarquables. Chaque composé hermétique est accompagné d'une instruction (voir l'ouvrage intitulé : *la Conservation de l'homme à l'état de force et de santé*).

ployés; le sirop, dans le cas de toux incessante, peut être ajouté aux tisanes pectorales prescrites par le médecin ; le plus ordinairement on le prend par cuillerée ou par demi-cuillerée, à des distances à peu près égales dans la journée ou dans la nuit. Parmi les médecins qui ont eu occasion d'observer les effets de ce sirop et qui, par cette raison, l'ont adopté dans leur pratique, il en est qui préfèrent l'employer seul ; d'autres le font entrer à la dose de 50 à 60 grammes dans un julep ou dans une potion calmante. La pâte, comme médicament pectoral par excellence, est mise dans la bouche, ainsi qu'on le fait pour toutes les pâtes de ce genre ; elle peut tenir lieu de tisane ; c'est un excellent médicament fort commode pour les voyageurs et pour les personnes que leurs occupations tiennent fréquemment hors de leur domicile. Pour la coqueluche, le sirop sédatif est un véritable spécifique ; on le donne aux enfants par cuillerées à café entre les accès, à la dose de quatre ou cinq par jour ; dans l'asthme, on donne le sirop et la pâte, secondés par l'usage des pilules fondantes ; en général, sur le déclin des accidents des affections de poitrine, il est bon de purger plusieurs fois et doucement ; alors les malades peuvent avoir recours à la *Marmelade de santé* ou aux pilules fondantes n° 2.

ESSENCE COMAGÈNE (1).

Depuis quelques années, on a présenté au public, prôné et affiché un grand nombre de préparations soi-disant propres à réparer la perte de la chevelure, accident si commun et si précoce aujourd'hui. Beaucoup de ces cosmétiques sont complétement insignifiants ; ce sont des huiles simples plus ou moins parfumées qui n'ont aucune espèce de propriétés : mais il en est d'autres qui ne sont rien moins qu'innocents et dont l'usage peut devenir dangereux ; ceux-ci contiennent du *mercure*, des *catharides*, des

(1) *Production, génération* de la chevelure.

sels de plomb, etc., etc., le tout est dissimulé sous une enveloppe graisseuse, dont le moindre inconvénient est de salir la tête et la coiffure, et de donner aux cheveux un aspect huileux aussi désagréable à l'œil, que contraire aux habitudes d'hygiène et de propreté.

Le désir bien naturel que chacun éprouve de prévenir ou de réparer un mal qui, par ses conséquences sur la santé (1), devient une véritable calamité, a donné naissance à ces mille produits du charlatanisme ; mais ce qui étonne, c'est que leurs auteurs se soient tous copiés avec une ignorance égale au moins à la crédulité qui a fait accueillir leurs tristes produits. Tous ont cru en effet devoir offrir *des composés gras*, ne sachant pas sans doute que la maladie qui altère la vitalité des cheveux est causée par le ramollissement de leur bulbe pédiculaire, par le relâchement du réseau cellulaire cutané, et que loin de chercher à augmenter l'onctuosité naturelle du cuir chevelu, il faut au contraire resserrer, fortifier les tissus au milieu desquels se développe le pédoncule qui donne naissance au cheveu, en même temps qu'il lui sert d'attache et d'organe nourricier.

Ces bonnes gens ont cru qu'il fallait *graisser* le cheveu pour le rendre plus fort ; c'est précisément le contraire qu'il faut faire ; car l'huile animale étant toujours assez abondante, il faut simplement y joindre *un élément générateur* pour favoriser le développement du tube capillaire, et lui donner la solidité de racines, de couleur et de contexture, qui est l'apanage ordinaire de la jeune et vigoureuse chevelure.

Il appartenait à l'auteur du curieux ouvrage de la *Conservation de l'Homme* à l'état de jeunesse et de santé, de mettre au jour un produit véritablement

(1) La perte des cheveux amène bientôt celle des dents, leur carie et les douleurs atroces qui la précèdent ou l'accompagnent ; elle occasionne aussi les maux de tête, d'yeux, d'oreilles, et par suite l'affaiblissement de l'ouïe et de la vue.

efficace, qui pût remplacer tous ces cosmétiques menteurs ou dangereux. L'Essence Comagène a pour base l'élément hermétique lui même ; c'est le principe de vitalité approprié à la production de la chevelure, ainsi qu'à sa conservation indéfinie.

Par l'usage de ce produit, les têtes chauves, si elles ne sont pas complétement dépourvues de toute vitalité extérieure, et surtout si elles sont encore quelque peu garnies du duvet qui précède le cheveu pour l'enfance, qui l'accompagne toujours dans la virilité, et qui lui survit encore assez longtemps dans la vieillesse, se couvriront peu à peu d'une véritable et forte chevelure qui ne se perdra plus.

La chevelure maigre deviendra forte et ondoyante.

La chute des cheveux, quelle qu'en soit la cause, s'arrêtera complétement et en assez peu de temps.

La belle chevelure se conservera jusqu'à une vieillesse avancée dans toute sa force, dans sa couleur de jeunesse, et dans toute sa vitalité.

Mode d'emploi pour l'essence comagène.

Les surfaces totalement dépourvues de cheveux doivent être frictionnées le soir, d'abord tous les deux jours, puis tous les jours pendant une ou deux minutes avec l'Essence Comagène pure ; aussitôt après la tête sera immédiatement couverte pour la nuit avec un serre-tête fait d'étoffe légère.

La friction doit être faite avec les doigts ou avec la paume de la main, soit de la personne elle-même, soit de tout autre qui lui rendra ce service ; il faut frictionner avec douceur et plutôt *longtemps* que *fortement.*

Pour arrêter la chute des cheveux, et pour en augmenter le nombre et la force, il faut préalablement en imbiber la racine avec l'Essence, puis promener le peigne dans leur épaisseur.

Pour prévenir la chute des cheveux, en d'autres termes, pour remplacer ceux qui tombent par de plus forts et de plus nombreux, en accélérant la croissance des cheveux de remplacement, ainsi que

pour conserver à ceux qui tiennent encore leur force
et leur couleur de jeunesse, il suffit de tremper
chaque soir le peigne dans la liqueur, puis s'en servir à diverses reprises jusqu'à ce que les cheveux
soient légèrement humectés.

Les personnes qui se teignent les cheveux peuvent se servir de l'Essence, en vue de tout ce qui est
indiqué ci-dessus ; non-seulement la teinture ne
sera point altérée, mais encore les cheveux seront
préservés contre l'effet des mordants que les tein-
tures contiennent.

Précautions accessoires.

Il faut tenir les flacons d'Essence soigneusement
bouchés, et n'y mêler aucun corps étrangers.

Il ne faut jamais se servir de brosses dures pour
se nettoyer la tête ; un peigne fin, d'écaille ou d'i-
voire, et une brosse douce suffisent.

Il ne faut jamais employer des fers chauds pour
la coiffure.

Les dames ne doivent jamais lier leurs cheveux
près de la tête ou les tordre pour les serrer.

Les hommes ne doivent point porter de ces coif-
fures épaisses dont le fond repose sur le sommet de
la tête, et y exerce une pression ou friction conti-
nues ; ils doivent tâcher de s'accoutumer à rester
tête nue pendant le travail de cabinet ou le séjour
à l'appartement.

Les chapeaux de soie, dits imperméables, qui sont
enduits à leur intérieur d'une couche résineuse, sont
nuisibles à la santé, et contribuent beaucoup à la
perte des cheveux.

Les personnes qui prendront la résolution de se
faire raser plusieurs fois la tête, dans le cas d'appau-
vrissement ou de chute de la chevelure, obtiendront
de bien plus grands et de plus prompts effets de
l'emploi de l'essence Comagène.

L'usage de l'essence Comagène n'interdit pas d'employer pour la coiffure quelques corps onctueux,

surtout si c'est la véritable pommade à la moelle de
bœuf, qu'elle soit parfumée ou non ; mais il ne faut
pas en mettre vers la racine des cheveux.

Les produits hermétiques ci-dessus indiqués et
d'autres qui pourront successivement paraître sont
dus à la science hermétique, et procèdent du même
principe; ils ne se trouvent point dans le commerce,
si ce n'est par la voie de commission. Toute an-
nonce ou exposition publique de ces produits ne
pourraient être que des imitations infidèles.

PRIX COURANT

DES DIFFÉRENTS PRODUITS QUI NE SE TROUVENT QU'A LA PHARMACIE
COLMET-DAAGE, 12, RUE NEUVE SAINT-MÉRY.

Médicaments de M. le docteur Bésuchet de Saunois.

Sirop sédatif, la bouteille.	4 fr.	25
Pilules sédatives, n° 1 et 3, la boîte.	5	«
Pilules fondantes, toni purgatives, la boîte.	5	«
Marmelade de santé, la boîte.	5	«
Pâte sédative. id.	3	«
Bains sédatifs, le flacon.	2	20

Produits Hermétiques, de M. J. de Saint-Germain.

Elixir hermétique ou essence de vie, le flacon.	5	«
Eau balsamique de santé ou de Sainte-Marie, le flacon.	2	«
Essence comagène (produit spécial pour la chevelure), **le flacon.**	3	«

Spécialités de M. COLMET-DAAGE.

Chocolat ferrugineux Colmet, le demi kil.	5	«
Pastilles ferrugineuses Colmet, la boîte.	5	«
Chocolat purgatif Colmet, la boîte.	1	25
Pralines vermifuges à la santonine, le flacon.	2	50

Chocolat de santé pour la table, à 2 fr., 2 fr. 20,
2 fr. 50 et 3 fr. le demi kil.

Expédition contre recouvrement par les messageries.

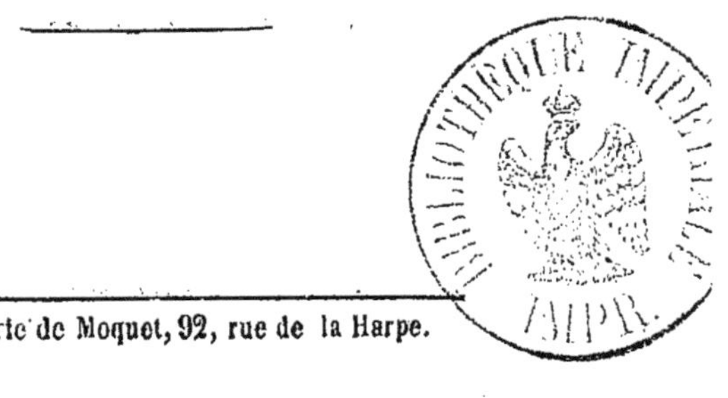